DISSERTATION
SUR UNE
MACHINE
INVENTE'E POUR REDUIRE
LES LUXATIONS,

Où l'on fait voir le danger
qu'il y a de s'en servir.

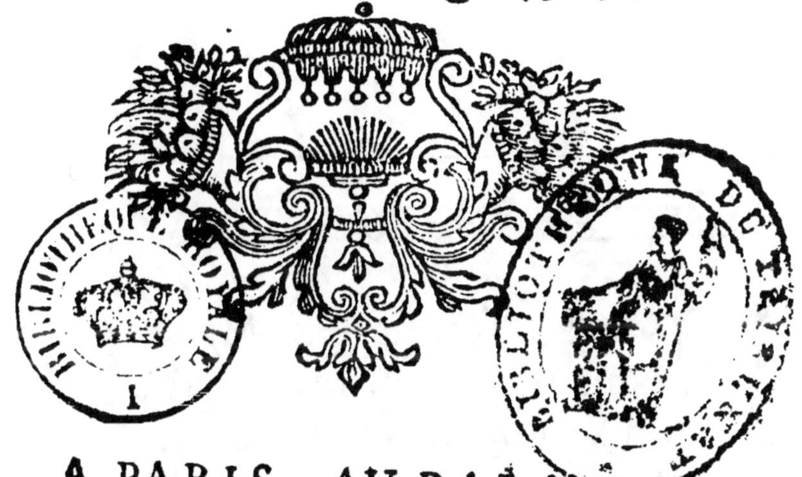

A PARIS, AU PALAIS,
Chez JEAN-RAOUL MOREL
Libraire, à l'Image S. Jean.

M. DCC. XXIV.

Avec Approbation & Privilege du Roy.

APPROBATION.

du Cenſeur Royal.

VU par ordre de Monſeigneur le Garde des Sceaux. A Paris ce 7. May 1724.

BURETTE.

AUTRE APPROBATION.

NOus ſouſſignez Maîtres Chirurgiens Jurez à Paris, certifions avoir lû avec attention la preſente Diſſertation, dans laquelle nous n'avons rien trouvé qui ne ſoit digne d'être donné au public, n'étant qu'une réponse à la Préface, & une Réfutation de la Machine de l'Auteur dont elle parle. A Paris ce 29 Avril 1724.

Du Tertre, Doyen Ancien Prevost.

De Lon, Ancien Prevost.

à tous Libraires, Imprimeurs & autres perſonnes de quelque qualité & condition quelles ſoient, d'en introduire d'impreſſion étrangere dans aucun lieu de nôtre obéïſſance. A la charge que ces Preſentes ſeront enregiſtrées tout au long ſur le Regiſtre de la Communauté des Libraires & Imprimeurs de Paris, & ce dans trois mois de la date d'icelles; que l'impreſſion ſera faite dans nôtre Royaume & non ailleurs, & en bon papier & en beaux caracteres, conformement aux Réglemens de la Librairie; & qu'avant que de l'expoſer en vente, le Manuſcrit ou Imprimé qui aura ſervi à l'impreſſion dudit Livre, ſera remis dans le même état où l'Approbation y aura été donnée, és mains de nôtre très-cher & feal Chevalier Garde des Sceaux de France le Sieur Fleuriau d'Armenonville, Commandeur de nos Ordres; & qu'il en ſera enſuite remis deux Exemplaires dans nôtre Bibliotheque publique, un dans celle de nôtre Château du Louvre, & un dans celle de nôtre très-cher & feal Chevalier Garde des Sceaux de France le Sieur Fleuriau d'Armenonville, Commandeur de nos Ordres, le tout à peine de nullité des Preſentes. Du contenu deſquelles, vous mandons & enjoignons de faire joüir l'Expoſant ou ſes ayans cauſes pleinement & paiſiblement, ſans ſouffrir qu'il leur ſoit fait aucun trouble ou empêchement. Voulons qu'à la copie deſdites Preſentes qui ſera imprimée tout au long au commencement ou à la fin dudit Livre, foy ſoit ajoûtée comme à l'Original : Commandons au premier nôtre Huiſſier ou Sergent de faire pour l'execution d'icelles tous Actes requis & néceſſaires, ſans demander autre permiſſion ; & nonobſtant Clameur de Haro, Chartre Normande & Lettres à ce contraires : Car tel eſt nôtre plaiſir. DONNE' à Paris le premier jour du mois de Juin, l'an de grace mil ſept cens vingt-quatre, Et de nôtre Regne le neuviéme.

Par le Roy en ſon Conſeil.

FOUBERT.

Regiſtré ſur le Regiſtre V. de la Chambre Royale des Libraires & Im-

primeurs de Paris, No. 866. fol. 550.
conformement aux anciens Reglemens,
confirmez par celui du 28 Février 1723.
A Paris le treize Juin mil sept cens
vingt-quatre.

B R U N E T , Syndic.

DISSERTATION

SUR UNE MACHINE inventée pour reduire les Luxations, où l'on fait voir le danger qu'il y a de s'en servir.

Lorsque l'Auteur du Livre intitulé, *l'Art de guerir les maladies des os*, fit pour la premiere fois, imprimer son Ouvrage, l'amour propre le porta (comme il l'avoüe lui-même dans sa seconde Edition) à croire qu'il faisoit au public un present fort considerable, se persuadant qu'on ne pouvoit, sans ignorance, ne pas applaudir à un

A

tel chef - d'œuvre , ni fans inju-
ftice lui refufer une entiere confiance dans la cure de ces fortes
de maladies.

Pour en convaincre fon lecteur,il
commence fa Preface * par avancer hardiment qu'il a porté fon
Traité à un degré de perfection ,
dont nul avant lui n'avoit été capable ; quoique chacun fçache que
de nos jours , fans remonter plus
loin , Monfieur Arnault , dont il
n'eft en plufieurs endroits que le
plagiaire , & beaucoup d'autres ,
dont il s'eft attribué les decouver-
tes , l'ayent furpaffé infiniment.

Un Auteur qui commence par
faire lui-même fon panegyrique
d'une maniere auffi groffiere , ne
donne pas ordinairement une fort
haute idée du refte de fon ouvrage.

En effet , j'y ai trouvé nombre
de repetitions ennuyeufes , d'endroits remplis de double fens &

* *Seconde Edition.*

presque intelligibles, que je veux bien charitablement attribuer à son defaut de litterature : mais il y en a d'autres si remplis de contre-sens, & de contradictions manifestes, qu'il n'est pas possible de les excuser, ne pouvant provenir que d'un manque d'experience ou d'un defaut de jugement.

J'avois par exemple ignoré jusqu'à present que la simplicité dans le discours ne convînt qu'à un certain âge : je m'étois figuré au contraire, qu'en quelque tems que ce fût, on ne pouvoit rendre son stile trop simple & trop aisé, sur tout en matieres de preceptes, & lorsqu'il s'agissoit de rapporter des faits : mais je me suis abusé sans doute, puisque nôtre Auteur supplie son Lecteur d'excuser s'il trouve en quelques endroits de son Ouvrage un stile simple, tel qu'il convenoit qu'il l'eût il y a vingt ans.

Quoiqu'il en ſoit, il n'étoit pas beſoin qu'il cherchât à ſe diſculper de cette pretenduë faute ; il n'y eſt pas tombé ; ſi ce n'eſt qu'il prenne pour ſtile ſimple ſa narration triviale & puerile, remplie de circonſtances inutiles & ridicules, telle qu'eſt ſon Hiſtoire * Tragique, d'un enfant à qui un voiſin fit voir le grand pere, & qui pour n'avoir pas eſté docile (c'eſt ſon terme) à ſouffrir le mal qu'on vouloit lui faire par paſſetems, ſe démit une des vertebres du col, & mourut à l'inſtant.

Il ſentoit bien qu'un tel ſtile ne manqueroit pas de rebuter ſon Lecteur. Pour l'engager donc à ne pas perdre courage, il lui promet de s'élever au deſſus de lui-même par certains morceaux travaillez à loiſir qu'il trouvera dans le cours de ſon Ouvrage.

* *Pag. 65. Tom. 1.*

Ces morceaux si brillans devroient, ce semble, sauter à la veuë. Cependant quelque peine que j'aye pris en lisant son Livre, je n'ai pû rien trouver qui repondît en aucune maniere à la haute idée qu'il pretend en donner.

En effet; où trouver cette élevation pretenduë ? ce n'est pas dans sa narration : le stile, selon lui, en est simple. Seroit-ce dans certains endroits obscurs & enigmatiques dont il a farci son Ouvrage ? Un stile, quelque elevé qu'il soit, ne doit pas être moins clair. Ce n'est pas non plus dans l'arrangement de ses preceptes : il les a mis dans un ordre si confus, qu'il est plus capable de rebuter les commençans que de les instruire. Seroit-ce enfin dans quelques discours qu'il nous donne dans son Livre sur certaines matieres, qui avant lui avoient esté traitées à fond ? Mais outre qu'il ne nous y apprend rien de nouveau, ses raisonnemens sont si peu liez & si ennuyeux; la pratique en certains cas en est si dangereuse, qu'il est d'une extrême importance pour tous ceux qui sont exposez à faire ou à supporter les operations dont il parle, de ne pas donner aveuglement dans les fausses idées & dans les methodes pernicieuses qu'il s'efforce d'introduire.

Pour en être pleinement convaincu, il ne faut qu'examiner cette Machine d'une nouvelle invention, qu'il a preparée & vantée pendant un grand nombre d'années, & dont je pretends uniquement relever ici les defauts.

Il semble effectivement qu'après plus de vingt ans de travail, il auroit dû mettre au jour quelque chose de merveilleux : cependant c'est peut être la plus imparfaite de toutes celles dont on s'est servi jusqu'à present.

Il nous dit que pour ne pas commettre un crime contre l'humanité , & ne pas violer les loix de la societé, il s'est crû obligé de faire part au public de cette rare production d'esprit. C'est pour ne pas meriter le même reproche, que je me crois pareillement obligé d'en faire voir ici les defauts, & le danger qu'il y a de s'en servir, non pas que je croye comme lui pouvoir par là m'acquitter de ce que je dois à ma Patrie , il y auroit trop de présomption.

De tout tems les hommes ont été sujets à se démettre & se luxer les os , par des chutes & des efforts extraordinaires: de tout tems aussi il y a eu des gens qui se sont addonnez à les reduire & à les remettre ; les uns par une parfaite connoissance de la disposition des parties , une longue experience & une grande dexterité y ont reüssi par la seule operation de la main.

D'autres ne connoiſſant pas aſ-
fez le merite de cette methode la
plus ſure, & la moins dangereu-
ſe pour les malades; & de plus
effrayez & dégoutez par le travail
& la peine qui s'y rencontrent ordinairement, l'ont abandonné,
& ſe ſont ſervis de Machines bien
moins ſures &bien moinsparfaites,
mais avec leſquelles ils croïoient
pouvoir ſurmonter plus aiſement
la reſiſtance, que leur peu d'a-
dreſſe & leur peu d'experience leur
faiſoient trouver dans les Luxations les moins difficiles.

Quand un Chirurgien ne peut
reüſſir par lui-même & ſans ayde,
je lui paſſe d'avoir recours à des
moyens étrangers, pourvû qu'ils
ne ſoient pas plus dangereux que
le mal même: mais que ſeulement
pour accrediter une Machine qu'il
aura inventée, il s'en ſerve indifferemment en toute occaſion, &

qu'au préjudice du bien & de l'utilité publique , il veüille ramener
toutes les autres pratiques à la
sienne , qu'il décrie par tout les
meilleures methodes , parce que
ses mains, peu au fait & sans adresse , n'ont pû s'en servir utilement ;
c'est ce qui n'est pas supportable ,
& qui ne peut provenir que d'une
basse jalousie & d'une prevention
des plus ridicules.

L'Auteur de la Machine dont
il s'agit est dans ce cas : il nous l'a
donnée pour reduire les Luxations , & pretend la faire valoir
au prejudice de toutes les autres
methodes dont on s'est servi jusqu'à present.

Pour mieux découvrir aux yeux
du public les defauts qui s'y rencontrent, il est à propos d'en faire en peu de mots la description.

Deux jumelles de bois de Chê-
ne , longues d'environ trois pieds,
& eloignées l'une de l'autre de

seize lignes, composent le corps
de la Machine : elles sont jointes
aux deux extremitez par deux tra-
verses. A la partie inferieure de la
Machine est attachée une moufle dormante ; & le long de chaque jumelle est une rainure pour
recevoir les languettes d'une autre moufle qui est mobile. Ces
deux moufles doivent faire leur
manœuvre par le moyen d'un cordon de soïe passé dans leurs pou-
lies, arrêté par un bout à la moufle dormante, & par l'autre bout
à un treüil élevé sur la superficie
des deux jumelles. Le mouvement de ce treüil est fixé par une
roüe de fer, dont les dents faites
en rocher, sont retenuës par le
bec d'un ressort, selon que l'on
veut bander ou relâcher le cordon qui y est attaché. Au bout
d'en haut de chaque jumelle, est
une entaille pour recevoir deux
branches de bois de deux pieds

trois pouces de longueur, qui y font maintenues par un collet de fer. Ces branches ne confervent point la figure quarrée qu'elles ont au bout par lequel elles tiennent au corps de la Machine : elles font octogones dans le refte de leur étenduë, & vont en diminuant & en s'éloignant l'une de l'autre pour ne point nuire au malade. Elles font ceintrées en arc, & laiffent un efpace entre elles & le membre pour donner, felon l'idée de l'Auteur, la facilité de paffer la main par deffous, tant pour reconnoître le progrès des extentions, que pour pouffer l'os où il convient.

Pour fe fervir de cette Machine, il faut deux autres pieces, dont l'une, qu'il nomme arc-boutant, fert à retenir le corps du malade ; & l'autre, qu'il nomme le lac, fert à tirer le membre.

L'arc-boutant eſt morceau de

coutil, long d'un pied, fendu en boutonniere par le milieu, & garni de chamois, pour ne pas bleſſer le corps ni le membre qui doit y paſſer. Le lac eſt un morceau de chamois double, de quatorze pouces de long, qui fait le tour du membre : il y a au milieu un cordon de ſoye, qu'on attache à la tête de la moufle mobile pour la faire avancer ou reculer, ſelon le beſoin.

Cette Machine eſt bien éloignée du point de perfection, où l'Inventeur s'imagine l'avoir portée, car ſans parler ici de l'idée des Chevalets, ſur leſquels on tourmentoit les premiers Chrétiens, & que ſa conſtruction bizare rappelle au malade, les differentes épreuves qu'il en a faites, & les mauvais ſuccès dont elles ont eſté ſuivies, auroient dû non ſeulement rabbattre ſa confiance, mais encore lui en interdire entierement l'usage: c'est ce qui est facile à démóntrer.

Les voyes les plus simples sont toûjours les meilleures : c'est un axiome incontestable reçû generalement de tous les Savans, & que nôtre Auteur qui tranche tant du Mathematicien, ne nous disputera pas.

Cela étant ainsi , qu'est-il besoin de Machine compofée de moufles , de treüil , de roües à rocher , de lacs & d'arc-boutant , dans l'operation defquels il est comme impossible qu'il ne se derange toûjours quelque chofe , lorfqu'on peut reüssir plus surement & plus promptement avec l'inftrument le plus naturel, le plus parfait & le plus fimple qu'on puisse employer , tel qu'est la main.

Elle est l'inftrument le plus naturel; c'est ce qui n'a pas befoin de preuves.

Elle eſt auſſi l'inſtrument le plus parfait, puiſqu'elle ſent par elle-même, en operant les divers changemens & les diſpoſitions differentes qui arrivent aux parties, ſur leſquelles elle agit ; les rapporte avec une viteſſe inconcevable à l'eſprit du Chirurgien, qui à l'inſtant même y porte les ſecours qu'il juge à propos ; ce que toutes les Machines du monde enſemble ne peuvent faire.

Elle eſt enfin l'inſtrument le plus ſimple, puiſqu'elle peut réduire les Luxations ſans le ſecours d'aucune Machine.

En effet, qui pourroit l'obliger à s'en ſervir ? Nôtre Auteur n'en rapporte d'autre raiſon que le defaut de forces ſuffiſantes, pour vaincre & ſurmonter la violente reſiſtance que font certains muſcles : mais lui qui entreprend de donner des regles certaines pour toutes ſortes de reductions, ne devroit-il pas sçavoir qu'un Chirurgien habile, & au fait de ces sortes de cures, sçait faire prendre à son malade des situations convenables, & dans lesquelles ces muscles, qui font tant d'obstacle à la réduction, prêtent & obeïssent ?

En faut-il d'autes preuves que le temoignage du public, & l'experience journaliere, qui nous apprend que de tout tems nombres d'habiles Chirurgiens (quoiqu'en dise nôtre Auteur, qui jaloux de leur reputation, improuve leur methode par entêtement ou par ignorance) ont reduit & reduisent encore tous les jours avec succès, les Luxations les plus difficiles, sans le secours d'aucunes Machines, évitant par là cés contractions violentes & pernicieuses, capables de faire perdre aux muscles leurs ressorts, rompre leurs ligamens, leurs tendons, aussi bien que les vaisseaux, & produire d'autres accidens dont nous allons parler.

Qu'on me cite dans le grand nombre de cures qu'ils ont fait jusqu'ici une seule occasion où ils ayent manqué avec les mains quelques Luxations possibles à reduire : & je passerai l'utilité de la Machine. Mais si au contraire on rapporte des exemples, où avec cette Machine, depuis même sa derniere perfection, nôtre Auteur n'a pû reüssir, après s'y être pris de toutes les manieres, & avoir fait souffrir au malade tous les tourmens imaginables, ne peut-on pas conclure hardiment, qu'elle est très imparfaite, puisqu'elle ne reüssit pas entre les mains même de celui qui l'a inventée, malgré toute l'adresse & l'habileté dont il se pare.

Entre plusieurs exemples que je pourrois citer, pour ne pas fatiguer le Lecteur, j'en rapporterai deux feulement, dont les perfonnes font encore vivantes.

Il y a environ fix mois que Mr de Lagaric Capitaine du Regiment de la Gervaifais, le manda pour reduire une Luxation qu'il s'étoit faite à l'article de l'épaule : il s'y tranfporta avec fa Machine, fur laquelle il appliqua le malade deux jours de fuite pendant une grande heure & demie chaque fois, mais auffi inutilement le dernier jour que le premier. Car après avoir épuifé toutes fes forces & fon fçavoir, il fut enfin obligé d'abandonner l'operation.

Autre exemple, un poftillon de feu Mr de la Houffaye Contrôleur General des Finances, nommé Bourguinon, âgé de 45 ans, & d'un temperament fort fec, s'é-tant démis l'os du bras gauche dans l'article de l'épaule, eut re-cours au bout de deux mois à nôtre Auteur, qui l'ayant de même appliqué fur fa Machine, ne put, après plufieurs vains efforts, reduire la Luxation, & fut encore obligé de l'abandonner, en faifant entendre au malade que fon mal étoit incurable, puifque fa Machine n'avoit pû le guerir ; & le condamnant à refter eftropié le refte de fes jours.

Quelqu'effrayé que fût ce malade d'un arrêt auffi foudroyant ; l'envie qu'on a naturellement de guerir, le porta à avoir recours aux Srs Bottentuit Langlois, qui ayant efté mandez de la part de Monfieur de la Houffaye, trouverent le bras luxé, meurtri & contus dans fa partie inferieure, le petit doigt & l'annulaire retirez & fans mouvement par la compreffion des lacs qu'on y avoit appliquez, & la partie fuperieure gonflée & tenduë par les violents efforts que la Machine y avoit fait.

Nonobſtant ces deſordres, ils ne laiſſerent pas d'en entreprendre la cure, & y reüſſirent plus difficilement, comme on peut s'imaginer, que ſi la Machine n'y eût pas eſté employée.

Si toute l'adreſſe de nôtre Auteur n'eût pas échoüée en cette occaſion, il eût encore mis cette cure au rang de ces Luxations incomplettes, ou, ſelon lui, les Bailleurs en impoſent au public, en les reduiſant, comme il dit * irroniquement par la ſeule impoſition de leurs mains magiques; quoique par une contradiction manifeſte, à la 11. & 12 page de ſon Livre, tome 1. dans les Luxations par genou, il n'admette point de Luxation incomplette.

Nous n'avons, comme on ſçait, que deux eſpeces de diſlocations, l'une arrive aux jointures par ge-

* *Page 163.*

nou, qui tournent en tous fens, telle qu'eft celle du bras dans fa partie fuperieure : l'autre arrive aux jointures par charniere, qui font bornées à la flexion & l'extention, telle qu'eft la jointure du bras dans l'article du coude ; car il ne s'agit pas ici de la Luxation des vertebres.

Il eft bon de remarquer en paffant que des Luxations vieilles ou recentes, les unes fe reduifent moins difficilement que les autres ; ce qui depend, comme on fçait, de la tention des mufcles plus ou moins forte, & de nombre d'autres accidents.

Voyons à combien de Luxations peut être employée cette Machine, que fon Auteur nous propofe à l'exclufion de toute autre.

10. De celles qui arrivent aux jointures par charnieres, & qui ne font pas moins difficiles à reduire que les autres, elle n'en

reduit aucune : & de celles qui arrivent aux jointures par genou, elle ne peut être employée qu'à deux, sçavoir à celle du bras dans l'article de l'épaule, & à celle de la cuiſſe dans l'article de la hanche ; encore faut-il qu'elles ne ſoient par trop rebelles, ni que le malade ait trop d'embon-point, comme on peut voir à la 64 page de ſon Livre, où il convient que ſur les perſonnes graſſes, le lac, ſans lequel la Machine ne ſçauroit operer, ne pouvant par l'abondance de la graiſſe embraſſer l'os d'aſſez près, gliſſe & devient inutile. Le moyen de ſe paſſer d'une Machine ſi univerſelle ! la voilà donc reſtrainte aux perſonnes maigres.

Examinons maintenant ſa maniere de reduire l'os du bras luxé dans l'article de l'épaule.

Il fait aſſeoir ſon malade ſur un ſiege de deux pieds de haut : il a

apparemment voulu proportion-
ner la hauteur du fiege au point le
plus commode à l'operation de fa
Machine : mais il auroit dû refle-
chir que tous les fujets ne font pas
de même grandeur pour être pla-
cez indifferemment fur un fiege
de même hauteur.

Il commence enfuite fon operation par appliquer au-deffus des
condiles à la partie inferieure de
l'os luxé, un lac qu'il recommande de ferrer à toutes forces, & à
plufieurs reprifes, pour qu'il ne
puiffe gliffer : il paffe enfuite le
bras malade dans fon arç-boutant,
qui aux deux extremitez, a deux
guaines pour recevoir les branches fuperieures de fa Machine, à
laquelle il attache fon lac, qu'il tire
par le moyen d'un treüil, qui fait
bander les moufles: ce qui produit
l'extenfion, comme on peut voir
plus au long dans la defcription
qu'il en donne.

Il recommande de ferrer fon lac avec toute la force poffible & à plufieurs reprifes ; quelles douleurs ! quelle meurtriffure ! quelle contufion ne produit-il pas à l'endroit où il l'applique !

Cette manœuvre eft directement oppofée à deux de fes preceptes : le premier qu'il rapporte à la 7. page de fon Livre , defend expreffement dans les reductions , la compreffion des gros vaiffeaux , dont les fuites font fi fâcheufes.

L'autre , où il ordonne de tenir les mufcles dans une égale tention, fe trouve à la 42. page du même Livre, mais dans des termes qui renferment un contre-fens manifefte ; car il dit qu'il faut étendre également les mufcles , de peur que les plus contractez ne fe dechirent, ce qui eft directement oppofé à la droite raifon , qui veut au contraire que les plus tendus foient les plus en danger de fe *rompre* parce que plus un mufcle eft en contraction , plus il a de quoi prêter.

Il ne peut difconvenir que fon lac, qu'il ferre fi violemment , n'étrangle les arteres qui portent le fang dans l'avant bras, auffi bien que les veines qui l'en rapportent. Que peut-il s'enfuivre ? Les veines trouvant un obftacle à fe decharger dans les parties fuperieures , elles fe gonflent, & la circulation en étant interrompuë, la partie devient noire & meurtrie ; les vaiffeaux peuvent fe rompre ; le fang fe coaguler ou s'extravafer ; d'où il furvient des inflammations , des abcès, & même la gangrenne , à caufe du tems confiderable que demande l'operation faite avec une telle Machine.

2°. Dans cette manœuvre les mufcles ne font pas tenus dans l'égale tention qu'il recommande , car le grand extenfeur & le biceps

biceps flechiffeur de l'avant bras ,
qui tirent leur origine de la côte fuperieure de l'omoplate , du bord
de fa cavité glenoïde & de l'apo-
phife caracoïde fe trouvant cou-
pez & étranglez dans leur milieu
par le lac , ne peuvent prêter que
dans une partie de leur longueur ;
ce qui fait qu'ils font plus tendus
que ceux qui peuvent prêter dans
leur longueur entiere. Mais, me
dira-t-on , ce font des mufcles de
l'avant-bras. A cela je repons que
par la violente compreffion du lac
qui fixe leur infertion au deffus
des condiles , ils deviennent pour
lorsmufclesdu bras,& dautant plus
capables de s'oppofer à la reduction , que leur force naturelle s'ir-
rite & s'augmente par le gonflement que caufe une fi violente
compreffion.

Les autres mufcles de l'avant-
bras , qui tirent leur origine de la
partie fuperieure de l'humerus , fe

B

trouvent dans une pareille compreſſion, dont ils reſtent ſouvent
meurtris, contus ou écraſez,
auſſi bien que les nerfs qui diſtri-
buent les eſprits animaux dans
toute la partie ; ce qui produit
ſouvent des paraliſies, ou gene-
rales, ou particulieres, comme
il arriva au malade dans le deuxié-
me exemple que j'ai rapporté ; à
qui l'annulaire & le petit doigt
ſont reſtez retirez & ſans action.

L'Auteur ne peut diſconvenir
que ſon lac ne produiſe ces déſor-
dres, puiſqu'il fait appoſer un ap-
pareil à l'endroit où il étoit, & où
il ne ſe trouve d'autre mal que
celui qu'il y a produit.

Suivons ſon operation, ſon lac
appliqué, il paſſe le bras du malade dans ſon arc-boutant, qui eſt
un morceau de coutil d'un pied
de long & de trois pouces de lar-
ge, fendu en boutonniere par le
milieu, pour recevoir le bras. Cet-

te boutonniere a neuf pouces : il l'approche le plus près qu'il peut de l'épaule, de maniere qu'un de ses côtez arc-boute contre la clavicule & l'acromium où passent les muscles deltoïde & susepineux, & l'autre contre la côte inferieure de l'omoplatte, & les parties moyennes des vrayes côtes, où se trouvent le grand pectoral & autres muscles.

Je laisse à juger au Lecteur combien cette piece est prejudiciable aux femmes, dès quelle porte sur une partie de leurs mamelles, dont la moindre compression a des suites si fâcheuses.

C'est une loi inviolable (&il la tient pour telle) qu'il faut que les muscles releveurs soient relâchez pour que la reduction puisse se faire : ici au contraire une des parties de l'arc-boutant qui soutient tout l'effort de la Machine, portant sur le milieu du deltoïde &

du fufepineux (mufcles qu'on ne peut trop menager, étant les feuls qui relevent le bras) les compriment & les irritent de maniere, qu'ils s'oppofent de toutes leurs forces à la reduction.

Cette même partie de l'arc-boutant s'oppofe encore au fuccès de l'operation, en couvrant une partie de la cavité, où l'on doit faire rentrer l'os.

Dans les Luxations où l'on n'employe pas de pareille Machine, le grand pectoral & les autres mufcles qui paffent fous le bras, n'apportent aucune refiftance à la reduction ; & ici ils en apportent beaucoup : car l'autre côté de l'arc-boutant, dans lequel le bras eft paffé, portant fur la partie inferieure de l'omoplatte & fur les parties moyennes des vrayes côtes, où ces mufcles fe trouvent, les comprime & les écrafe à mefure que l'on bande les moufles, de forte que lorfque pour faire rentrer l'os dans fa cavité, on les relâche, ces mufcles ceffant d'être comprimez, le détournent tout à coup par une efpece de convulfion, & l'empêchent de fuivre la route qu'on vouloit lui faire prendre.

Ainfi nôtre Auteur par une Machine fi raffinée, loin de lever les obftacles qui fe rencontrent dans la reduction, a trouvé le merveilleux fecret d'y en faire naître de nouveaux.

Après cela je ne fuis plus furpris qu'il ait befoin de la force des moufles, pour vaincre & furmonter les efforts des mufcles irritez par la gehenne qu'il leur fait fouffrir, & qui, comme il le dit lui-même, page 44. tome 1. raffemblent toutes leurs forces pour refifter aux efforts aufquels le malade s'attend de la part d'un fi cruel attirail.

B iij

L'Auteur par la compoſition de
cette piece, s'eſt imaginé avoir
remedié à un défaut eſſentiel,
dont perſonne avant lui ne s'étoit
encore apperçû; qui étoit de ne
pas retenir l'omoplatte & la clavicule dans l'extention. Mais il
s'abuſe bien lourdement: car en
reduiſant la Luxation avec les
mains, les deux pouces que l'on
fait porter ſur les parties latera-
les de l'acromium & de la clavicule, produiſent l'effet qu'il demande, ſans cauſer les mêmes
deſordres que ſon arc-boutant,
qui portant ſur la clavicule qui
ſoutient en partie l'effort de la
Machine, peut fort aiſement la
déranger, & même la luxer, d'autant que dans ſa partie anterieure
elle ne tient au ſternum que par
un cartilage & des ligamens fort
lâches.

De plus, comme nous avons
déja dit, il faut ſuivant ſes prin-

cipes, pour reduire une Luxation, que les mufcles fe trouvent également tendus : ici au contraire, ils fe trouvent dans une tention très inegale, comme on peut voir par le biceps & le grand extenfeur, qui font dans ce cas.

Pour bien fentir ceci, il faut remarquer que de ces deux muf-cles, en quelque fituation qu'ils puiffent être, l'un eft contracté & l'autre tendu : lors par exemple, que l'avant-bras eft étendu, le biceps l'eft auffi, & l'extenfeur eft contracté : le biceps au contraire eft contracté, & l'extenfeur ten-du, quand l'avant-bras eft plié.

Lors donc que nôtre Auteur applique fon lac, qui, comme nous l'avons remarqué, fixe l'in-fertion de ces mufcles à l'endroit où il eft pofé ; l'un eft tendu & l'autre contracté ; celui-ci prête volontiers ; celui-là au contraire fouffre tout l'effort de la Machine.

B iiij

D'ailleurs, le deltoïde & le fuf-fepineux, que l'on doit relâcher le plus qu'il eſt poſſible, ſont les muſcles qui ſouffrent davantage dans cette ſorte d'extention, auſſi bien que les deux dont nous ve-nons de parler; car outre qu'ils ſont déja comprimez & écraſez dans leur milieu : ils ſont encore non ſeulement, comme les autres muſcles, éloignez du corps par l'action du lac, mais encore par une action toute oppoſée, ils ſont repouſſez vers l'épaule par la par-tie ſuperieure de l'arc-boutant ; bien loin donc d'être relâchez, comme ils devroient l'être, ils ſont dans une tention oütrée, aïant à reſiſter à deux puiſſances oppo-ſées, qui agiſſent chacune de leur côté avec la même force, à me-ſure que l'on bande les moufles.

Et voilà la raiſon principale pour laquelle la Machine de nôtre Au-teur, malgré toute la force dont elle eſt armée, ne peut remettre les Luxations, pour peu qu'elles ſoient difficiles; d'où il conjectu-re fauſſement que la main en puiſ-ſance beaucoup inferieure à ſes moufles eſt moins capable de les reduire.

Il eſt cependant bien aiſé à con-cevoir que quelque force que puiſſe avoir une Machine, lorſque les deux principales parties s'op-poſent reciproquement à l'effet l'une de l'autre, il eſt impoſſible qu'elle reüſſiſſe : c'eſt pourtant ce qui arrive dans celle-ci. Plus l'on bande les moufles, plus la con-trarieté d'action s'augmente, & s'oppoſe au deſſein de l'Auteur; ce qui apporte à la reduction un obſtacle invincible, parce que, comme on a déja dit, l'arc-bou-tant repouſſant la partie ſuperieu-re des muſcles du côté oppoſé à celui où le lac les tire par la partie inferieure, & les empêchant par

ce moyen de prêter autant qu'il
feroit neceffaire, il faut, lorfque
la Luxation eft rebelle, que les
cordes caffent, ou que les mufcles fe rompent, à moins que
l'Auteur, pour éviter ce funefte
accident, ne fe détermine enfin,
comme il lui eft arrivé en plufieurs occafions, à abandonner
l'operation.

Non feulement cette manœuvre eft très-imparfaite dans toutes
fes parties, mais elle produit encore des defordres très-confide-
rables.

. Premierement, n'y ayant aucune proportion entre la force de
la moufle, & celle des mufcles
fur lefquels elle agit, pour ne les
pas rompre par un effort trop pré-
cipité; il faut, comme il le recommande, que l'extention fe
faffe peu à peu & par degrez : ce
qui fait que les premiers mufcles
qui s'y oppofent, font plus vio-

lemment tendus que ceux, qui
étant contractez, prêtent aifement jufqu'à un certain point;
de maniere que fi, pour furmonter l'action de ces derniers, on
force davantage la Machine, les
premiers, comme auffi les vaiffeaux & les nerfs font en danger
de fe rompre ; outre qu'une extention faite par degrez fur des
mufcles, d'ailleurs comprimez &
irritez, eft très-capable de leur
faire perdre leur reffort, n'étant
pas poffible de fçavoir jufqu'à quel
point ils peuvent prêter fans être
endommagez, & n'y ayant, comme nous avons dit, aucune proportion entre la force de la moufle, & celle des mufcles où elle
agit.

Après une extention fuffifante,
il faut, comme en convient nôtre Auteur, pour faire rentrer l'os,
lui faire prendre le chemin par où
il eft forti : autrement il renver-

feroit la poche ligamenteufe dans
la cavité ; ce qui empêcheroit l'e-
xacte reduction , & cauferoit des
douleurs très-violentes au malade , qui ne pourroit plus fe fervir
de la partie.

Il eft bon de remarquer en paffant, que le côté où la tête de l'os
fe trouve, n'eft pas toûjours celui
par où il s'eft luxé : car le moindre mouvement de la part du malade, ou de ceux qui le veulent
fecourir , eft capable de la faire
changer de fituation.

Nôtre Auteur qui convient de
ces principes , ne niera pas que fi
après avoir fait fon extention , &
tourné la partie inferieure de fa
Machine du côté par où il prefu-
me que l'os eft forti, il ne rencontre pas d'abord en lâchant fes
moufles , l'ouverture de la poche
ligamenteufe , il eft alors obligé
de les rebander & de changer la
fituation de fa Machine autant de

fois qu'il tentera inutilement de faire rentrer l'os dans sa cavité par le même endroit qu'il en est forti. On laiffe à juger au Lecteur combien de telles extentions réïterées, font capables de faire tort aux mufcles, qui fouvent en perdent leur reffort, & laiffent pour toûjours le membre fans action; outre que toutes les parties de la poche ligamenteufe par où il tente à faire rentrer la tête de l'os, en reftent meurtries & contufes : ce qui y produit des gonflemens, des dépôts, des abcès, des convulfions, & nombre d'autres accidens fâcheux.

Pour ce qui eft de la reduction de l'os de la cuiffe dans l'article de la hanche; comme à l'excep. tion de celle où la tête du femur fe jette fur le trou ovallaire, nôtre Auteur y employe la même Machine, & que les mêmes accidens qui fe trouvent à celle du

-bras , s'y rencontrent pareillement & font à peu près les mêmes ; nous n'en parlerons point
pour ne pas faire de repetitions.
A l'égard de celle où la tête du
femur fe jette fur le trou ovallaire , fon arc-boutant ne pouvant
y être employé , parce qu'il por-
teroit fur la tête de l'os luxé , il a
été obligé de le retrancher.

Mais pour conferver en quelque forte , & autant qu'il peut ,
l'ufage d'une Machine en faveur
de laquelle il eft fi prevenu ; il a
ajufté aux deux bouts des branches qui entroient dans les gaînes
de fon arc-boutant , deux efpeces
de bequilles , dont les défauts fe
font aifement connoître.

Il y a deux chofes à obferver
dans les Luxations de cette efpece : la premiere , qui eft de dégager l'os , fe fait par le moyen de
l'extention , où une force confiderable eft abfolument neceffaire,

d'autant que l'os étant defcendu
de fon lieu naturel , les mufcles
de la cuiffe qui font très-forts,
font prefque tous dans une tention
extraordinaire ; & que pour le dégager , ils doivent encore être
allongez de nouveau : la feconde,
qui eft d'éloigner l'os de l'endroit
où il s'étoit jetté , pour le faire
rentrer dans fa cavité, demande
beaucoup plus d'adreffe que de
force: car il ne s'y agit que de trouver le même chemin par où il eft
forti, & avec l'aide des mufcles tâ-
cher de le faire rentrer.

L'extention qui fe fait d'abord
pour dégager l'os , étant des plus
difficiles , & demandant des forces confiderables , il fembleroit,
felon le principe de nôtre Auteur,
que fa Machine auroit dû y être
employée , n'ayant été inventée
que pour fuppléer à l'impuiffance
des mains dans ces occafions ; cependant parce que la tête de l'os lu-

xé , comme nous venons de dire , occupe la place de ſon arc-
boutant , ſa Machine devient inutile ; & il eſt obligé d'avoir recours
à ces mêmes mains , dont ailleurs il mépriſe tant le peu de
force.

Pour reparer en quelque maniere le tort que , ſelon lui , elle
reçoit en cette occaſion , & ne
voulant rien diminuer de ſon utilité prétenduë , il l'a fait ſervir à
éloigner l'os du trou ovallaire ,
après l'extention faite ; & ſubſti-
tuë à la place de ſon arc-boutant ,
qu'il n'y peut employer par les
raiſons ſuſdites , deux eſpeces de
bequilles , dont l'une porte ſur
l'os de la hanche , & l'autre ſur la
partie moyenne & externe de la
cuiſſe : il paſſe enſuite une ſerviette le plus près de l'aîne qu'il peut;
y attache le cordon de ſa moufle , puis fait agir la manivelle.

Nous ne nous amuſerons pas ici

à faire le détail de tous les inconveniens qui naiſſent d'une telle pratique, où le point d'appui fixe de la ſerviette eſt immediatement ſur les triceps, & ſur le cordon des gros vaiſſeaux. Le Lecteur qui ſçait qu'après l'extention on n'a pas beſoin pour faire rentrer l'os d'une force extraordinaire, comme on vient de le dire, conçoit aiſement que la Machine de nôtre Auteur ne peut ſervir en cette occaſion qu'à faire obſtacle à la reduction, plutôt que d'y apporter le moindre ſecours.

Il ne borne pas l'utilité de ſa Machine à la reduction ſeule des Luxations : il prétend encore qu'elle peut ſervir aux fractures ; ſçavoir comment, c'eſt ce qu'on ne conçoit pas aiſement ; car dans les fractures, la plus grande difficulté n'eſt p as de faire une extention ſuffiſante, mais bien de contenir l'os après la reduction par un ap-

pareil, à l'application duquel nui-
roient les parties de cette Machine, que l'on ne pourroit cependant
démonter fans que l'os s'en re-
tournât.

Mais il faut que dans ce cas il
ne foit pas bien perfuadé de l'utilité de fa Machine, puifque dans tout
fon Traité des fractures , il ne
dit rien , ni de la maniere , ni des
occafions où l'on doit s'en fervir.
Il a pourtant fes vûës , lorfqu'il
avance qu'elle y eft propre. Car
comme il s'en trouve fouvent proche les articles qu'il prend pour
des Luxations , s'il fe fervoit alors
d'une Machine qu'il avoüât ne pas
convenir aux fractures , on pourroit lui reprocher de n'avoir pas
connu l'efpece de la bleffure , en
donnant donc à entendre qu'elle
peut fervir également à l'un & à
l'autre , il s'imagine être à couvert
de ce reproche.

C'eft ce qui lui arriva en la per-

fonne d'une Dame demeurante
pour lors Quay de Conty ; qui
ayant eu l'os de la cuiffe caffé obli-
quement dans fon col proche l'article de la hanche , l'y appella. Il
prit cette fracture pour une Luxation , & en voulut faire la reduction avec fa Machine : mais l'os
étant caffé ; quelqu'extention qu'il
fit , il ne pût le contenir en fa place , parce que fi-tôt qu'il lâchoit
fes moufles , les mufcles faifoient
remonter la partie inferieure fur
la fuperieure : heureufement pour
la malade , elle garda le lit affez
de tems , pour que la nature aidée
de fon bon temperament , fit re-
prendre les parties de l'os fractu-
ré , quoique remontées l'une fur
l'autre;ce qui racourcitle membre
de ce que les mufcles l'avoient
retiré après l'extention ; fans quoi
il lui eût été impoffible de jamais
fe fervir de la partie.

Autre exemple : ayant été mandé par une Dame demeurante ruë du Temple, qui s'étoit caſſé la tête de l'humerus dans l'article de l'épaule; il prit encore cette bleſſure pour une Luxation, & voulut pareillement la reduire avec ſa Machine : mais après nombres d'extentions & de meſures priſes avec un compas de Tailleur de pierre (nouvelle invention pour compaſſer combien un muſcle peut prêter ſans ſe rompre) il ne put contenir cette Luxation rebelle, dont la perſonne lui a l'obligation d'être reſtée impotente pour le reſte de ſes jours.

Pour introduire une pareille Machine, il n'étoit pas neceſſaire de décrier toutes les méthodes, dont on s'étoit ſervi juſqu'ici, dont la plus imparfaite fait moins d'horreur, & cauſe bien moins de deſordres que cette ſurprenante Machine, qu'il travaille depuis plus de vingt ans avec tous les

foins & l'attention dont il eft capable. L'Amby d'Hypocrate, &
tous les autres moyens de cette
nature, tout dangereux qu'ils font,
ne produifent pas encore à beaucoup près tant de fâcheux accidens : ils ne vicient que dans
quelques chefs ; fa Machine au
contraire péche dans toutes fes
parties.

En effet fon lac incompatible
avec l'embon-point par la contufion & le gonflement qu'il caufe
à l'endroit où il eft appliqué, outre nombre d'autres defordres,
met fouvent la partie en danger
de perdre fon action, & même de
fe gangrenner.

Son arc-boutant fi fpirituelle-
ment controuvé, pour retenir
l'omoplatte pendant l'extention,
en pofant d'une part fur le milieu
du deltoïde & du fufepineux qu'on
doit ménager préferablement à
tous autres mufcles, leur fait au

contraire souffrir une double extention , en les repouſſant vers
l'épaule , pendant que par une
action toute differente , le lac les
tire du côté oppoſé. Pareil incon-
venient ſe rencontre à l'égard du
biceps & du grand extenſeur.

L'autre partie de l'arc-boutant,
qui porte pareillement ſur les muſcles qui paſſent ſous le bras par la
compreſſion qu'elle leur fait ſouffrir, lès force à s'oppoſer à la reduction , eux qui naturellement ne
s'y oppoſent en aucune maniere.

Les moufles , dont la force n'eſt
nullement proportionnée avec
celle de la partie ſur laquelle elles
agiſſent , ne peuvent produire
qu'une extention lente & par degrez , ce qui eſt capable , comme
nous avons fait voir , de déchirer
les muſcles , rompre leurs tendons , ou au moins leur faire perdre leurs reſſorts.

Il nous propoſe ſa Machine

pour réduire les fractures & les luxations en general : & cependant dans son Traité des fractures, il ne dit rien de la maniere de l'y employer.

A l'égard des Luxations, de toutes celles qui arrivent aux jointures par charnieres, elle n'en réduit aucune : des autres qui arrivent aux jointures par genou, elle ne peut être employée qu'à celles du bras & de la cuisse ; encore luy faut-il choisir les sujets : car les personnes grasses ne font point admises à être appliquées fur cette machine, & doivent se pourvoir ailleurs.

A l'égard de la réduction de l'os de la cuisse, les mêmes inconveniens qui se trouvent au bras s'y rencontrent pareillement ; & sa manœuvre est à peu près la même, excepté dans celle où la tête du femur se jette sur le trou ovallaire ; car ne pouvant y em-

ployer fa machine pour faire l'extention, loin de convenir de fon
inutilité , il s'obftine à vouloir l'y
faire fervir , & par fon moyen à
faire rentrer l'os dans fa cavité.
Je laiffe à penfer combien la force
des moufles eft neceffaire , lorfqu'il fuffit d'agir avec dexterité.

Un malade eft bien à plaindre
de tomber entre les mains d'un
homme qui ne fe fait point de
fcrupule, quelque aifée à réduire
que foit la luxation , de l'expofer
à tant de tourmens & de dangers,
feulement pour accrediter une
Machine dont il fe dit le conf-
tructeur, lorfqu'un Chirurgien au
fait de ces fortes de cures , &
agiffant de bonne foy, par la feule
operation de la main, & fouvent
fans autre aide , l'auroit réduit à
l'inftant , fans produire le moindre des inconveniens que caufe
fa Machine.

En effet , quand on ne fe fert
que

qu e de lamain , qui , quoiqu'en
diſe nôtre Auteur , eſt l'inſtrument , comme nous l'avons mon-
tré le plus ſimple & le plus parfait
qu'on puiſſe employer; on ne court
point riſque de déchirer les muſcles ou leur faire perdre leurs
reſſorts , l'on ne produit ni
contuſion ni gonflement , & l'on
ne s'oppoſe pas ſoi-même comme
il fait par le moyen de ſon arc-
boutant à l'operation que l'on entreprend ; car la main par ſa ſen-
ſation fait connoître les ſituations
trop gênantes des parties affligez ,
ce que ne peut une Machine in-
ſenſible : par l'agilité de ſes mou-
vemens , elle fait prendre dans un
même inſtant à la partie malade
telle ſituation qu'elle trouve con-
venable , au lieu que ſa Machine a
beſoin d'un tems conſiderable pour
le moindre mouvement : en un
mot , par un ſeul effort elle fait
prêter les muſcles une fois plus ,

C

fans danger qu'une extention con-
tinuë faite par le moyen des moufles retenuës par une rouë dente-
lée, dont la Machine eft compofée.

Après cela, il n'eft pas furpre-
nant qu'un homme affez prévenu
de fon mérite pour s'imaginer,
furpaffer en fcience & en pratique
les plus habiles de fes Confreres,
s'obftine à vouloir foûtenir l'utilité d'une Machine; que toutes les
corrections qu'il y a fait jufqu'à
prefent, n'ont fervi qu'à rendre
plus imparfaite & plus pernicieufe.

Que ceux de fes Confreres contre lefquels -il fe déchaîne tant
dans fes Ecrits ne s'en tiennent pas plus offencfz : Ses mépris leurs font plus avantageux
que ne leur feroient les loüanges
intereffez que lui & fes Sectateurs
fe donne réciproquement les uns
aux autres.

Si en mourant, dit-il dans fa

Preface, je suis encore redeva-
ble à ma Patrie, mes enfans sçau-
ront m'acquitter envers elle. Peut-
on porter plus loin l'orgüeil &
l'ostentation, répondre au public
que des enfans, à peine sortis du
berceau, & qui peut-être ne se-
ront jamais capables d'exercer la
Profession à laquelle il les destine,
soûtiendront après sa mort, parce
qu'ils font de lui toute la gloire
d'un Corps, qui sans ce secours
ne pourroit, à ce qu'il s'imagine,
se maintenir avec honneur, malgré tous les gens de mérite dont il
est composé. N'est-ce pas là avoir
pour soi une prévention des plus
mal fondée, & pour les autres un
mépris des plus injuste.

Sa vaine complaisance pour
tout ce qu'il produit, fait que du
haut de son genie, il regarde le
peuple avec dedain, pour se van-
ger sans doute du peu d'acceüil
avec lequel il a reçû sa Machine,

dont jusqu'à present nulle person-
ne prudente n'a encore voulu
se servir, nonobstant toutes les
Approbations qu'il lui a fait donner, ou lui a donné lui-même
dans les Journaux & dans les
Mercures.

F I N.